ビデオ喉頭鏡
（エアウェイスコープ®）
気管挿管のポイントとトラブル対策

編著　谷川　攻一
著　　楠　真二　貞森　拓磨　竹中ゆかり

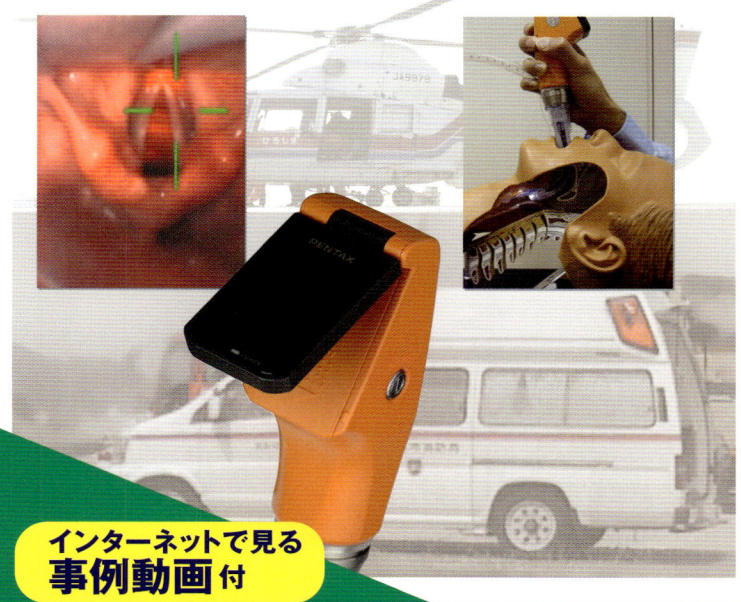

インターネットで見る
事例動画付

へるす出版

はじめに

　エアウェイスコープ®（HOYA 株式会社）はわが国で開発された間接声門視認型ビデオ喉頭鏡である。日本人の咽頭・喉頭のCT画像を参考にブレードの形状を考案し、カメラ技術と組み合わせて開発された。エアウェイスコープは2.4インチフルカラーのモニタースクリーンとCCDカメラをもつ本体と、イントロック®と呼ばれるディスポーザブルブレードから構成されている。イントロックの形状は従来の喉頭鏡と異なり咽頭解剖にフィットするL字型であり、マッキントッシュ型喉頭鏡のようなスニッフィング体位や喉頭展開操作を必要としない。この特徴は頭部後屈が制限される例、喉頭展開が困難な例、そして非熟練者による気管挿管を可能としており、その有効性が報告されている。

　一方、エアウェイスコープによる気管挿管には従来のマッキントッシュ型喉頭鏡とは異なった操作手技が求められる。このため、マッキントッシュ型喉頭鏡を使い慣れた熟練医師の間ではエアウェイスコープの評判は必ずしも良好でない。とくにチューブ挿入の操作に戸惑うことが多く、その要因としてはマッキントッシュ型喉頭鏡と同様のブレード操作を行っているものと推測される。

　エアウェイスコープは他の気管挿管法と同じく万能の気管挿管デバイスではない。開口制限や口腔内分泌物（血液）の存在はエアウェイスコープにとって不利となる。また、咽頭・喉頭の解剖異常を呈する事例ではイントロックそのものがうまく挿入できない可能性もある。

本書では、エアウェイスコープによる気管挿管に必要な解剖と適切な使用法について解説している。エアウェイスコープの特徴を理解し、適切な使用手技を身につけることによって、このデバイスのメリットを最大限に引き出すことができる。このテキストを通じて、エアウェイスコープについての正しい知識と使用法、そしてその欠点について読者の理解を深めることができれば幸甚である。

2011 年 6 月

広島大学大学院救急医学

谷川　攻一

●著者一覧

谷川　攻一
　広島大学大学院救急医学教授

楠　　真二
　広島県立広島病院救命救急センター部長

貞森　拓磨
　広島大学病院高度救命救急センター・集中治療部助教

竹中ゆかり
　救急振興財団救急救命九州研修所教授

目　次

I 章
エアウェイスコープを用いた気管挿管に必要な解剖と知識 …1

- **1 気道の解剖**　2
  - 1　口腔内　2
  - 2　咽頭後壁　3
  - 3　声門　4
- **2 マッキントッシュ型喉頭鏡による喉頭展開手技**　6
- **3 エアウェイスコープによる声門視認手技**　9
- **4 エアウェイスコープの構造と特徴**　10
- **5 マッキントッシュ型喉頭鏡と比較した使用上の留意点**　15
- **6 エアウェイスコープの長所と短所**　16
  - 1　長所　16
  - 2　短所　17

II 章
エアウェイスコープを用いた気管挿管法の基本手技 …………19

- **1 患者体位、気管挿管の準備**　20
  - 1　患者体位　20
  - 2　バッテリーの確認　20
  - 3　イントロックの装着　22
  - 4　気管チューブの準備　25
  - 5　気管チューブをイントロックに装着する　26
  - 6　口腔内吸引　28

※エアウェイスコープ®、イントロック®は、HOYA株式会社の登録商標です。

2 挿管基本操作　29
- 1 エアウェイスコープの保持　29
- 2 開口操作　30
- 3 挿入操作　30
- 4 披裂部確認　32
- 5 声門部視認　33
- 6 気管チューブ挿入　34
- 7 挿管チューブ位置確認　35
- 8 イントロックの抜去　36

3 気管挿管時のポイントとトラブル対策　37
- 1 イントロックの口腔内挿入困難　37
- 2 口腔内分泌物、吐物、出血への対応　39
- 3 イントロック先端の位置異常　41

4 注意すべき合併症と予防　48
- 1 食道挿管の予防と対応　48
- 2 歯牙損傷　49
- 3 口腔内裂傷　49

■ 参考文献 ……………………………………………………………… 50

■ 動画配信サービスのご利用方法 ……………………………………… 52

動画配信サービスについて
本書では、インターネット上での動画配信サービスにて、ビデオ喉頭鏡を用いて気管挿管を実際に行った事例の動画をご覧いただくことができます。気管挿管の手技の習得にお役立てください。
ご利用方法については、52～55ページをご覧ください。

I章

エアウェイスコープを用いた気管挿管に必要な解剖と知識

1. 気道の解剖
2. マッキントッシュ型喉頭鏡による喉頭展開手技
3. エアウェイスコープによる声門視認手技
4. エアウェイスコープの構造と特徴
5. マッキントッシュ型喉頭鏡と比較した使用上の留意点
6. エアウェイスコープの長所と短所

1 気道の解剖

● 1 口腔内（図Ⅰ-1）

エアウェイスコープによる気管挿管操作はまず開口操作から始まる。上口唇と下口唇の境が口角である。

上切歯の背側は硬い硬口蓋へと続き、硬口蓋は口腔の奥で軟らかい軟口蓋となり、その先端には口蓋垂がある。軟口蓋に連なる弓状のヒダを口蓋舌弓と呼び、その奥に観察されるヒダを口蓋咽頭弓と呼ぶ。

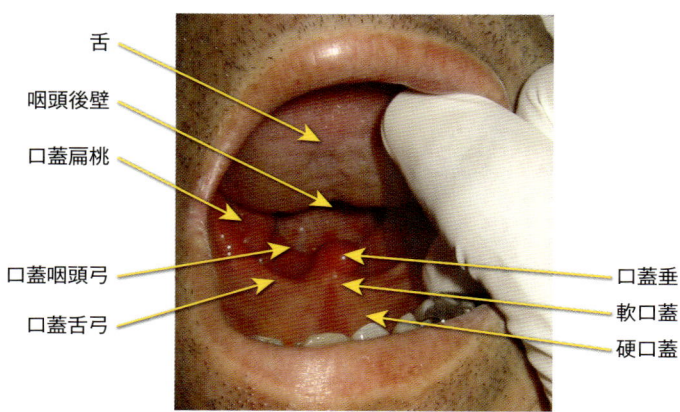

図Ⅰ-1 口腔内の解剖

〔青山和義：必ずうまくいく気管挿管，第2版，羊土社，東京，2009，p94より引用〕

● 2　咽頭後壁（図Ⅰ-2）

　咽頭後壁は口蓋垂、口蓋咽頭弓、左右の口蓋扁桃の奥に観察される。イントロック挿入時にはこれらの解剖を指標とする。

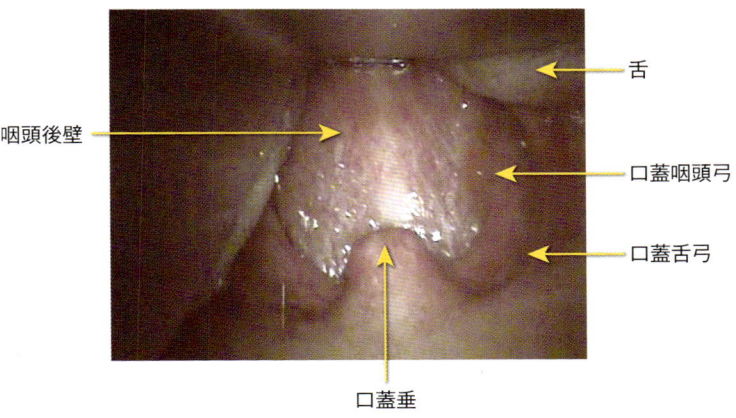

図Ⅰ-2　咽頭後壁の解剖

●3 声門

白く写っているのが声帯である。その両側に仮声帯がある（図Ⅰ-3a, b）。両側の声帯間の開口部が声門である。声門後方には披裂部（披裂軟骨や周囲の筋組織より構成される部位）が見える。その背側に食道入口部が観察される。披裂部は声門と食道入口部を識別する重要な指標である。

マッキントッシュ型喉頭鏡では、ブレードの後方（背側）に喉頭蓋が視認されるが（図Ⅰ-3a）、エアウェイスコープでは直接喉頭蓋を持ち上げるため、イントロック後方に声門部が視認される（図Ⅰ-3b）。

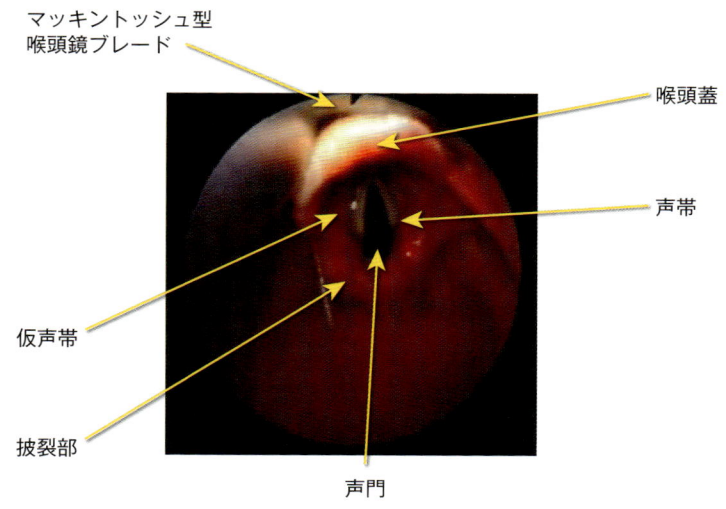

図Ⅰ-3a　マッキントッシュ型喉頭鏡使用時の声門の解剖

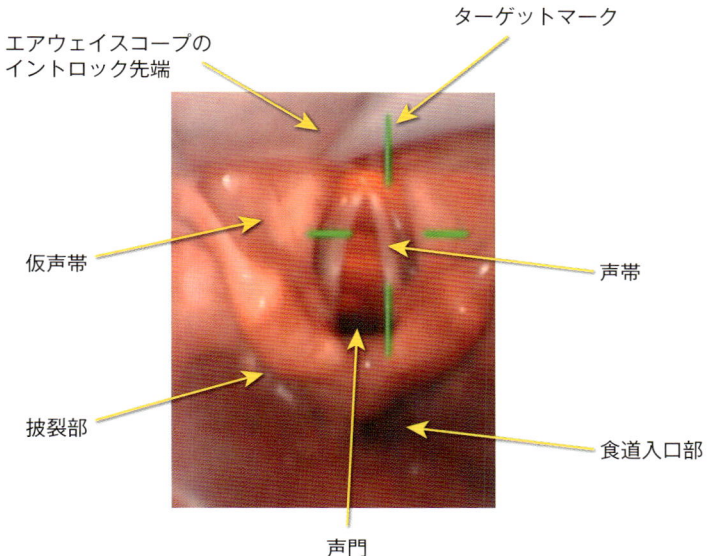

図 I-3b　エアウェイスコープ使用時の声門の解剖

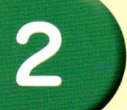

2 マッキントッシュ型喉頭鏡による喉頭展開手技

　喉頭展開の際、声門を見るために視野の障害になる途中の障害物を避ける必要がある（図Ⅰ-4）。2つのうち1つは挿管者の目から声門を結んだ線（視線）よりも前部（腹側）に位置するもので、前部障害物と呼ばれる。舌、下顎、喉頭蓋等がこれに相当し、主に喉頭鏡によって排除される。もう一つは、視線より後部（背側）に位置する後部障害物で、上顎の歯、上顎、頭蓋等がこれにあたる。

　後部障害物は頭頸部の位置のみで動かせるが、前部障害物の排除は熟練した喉頭鏡操作が必要である。

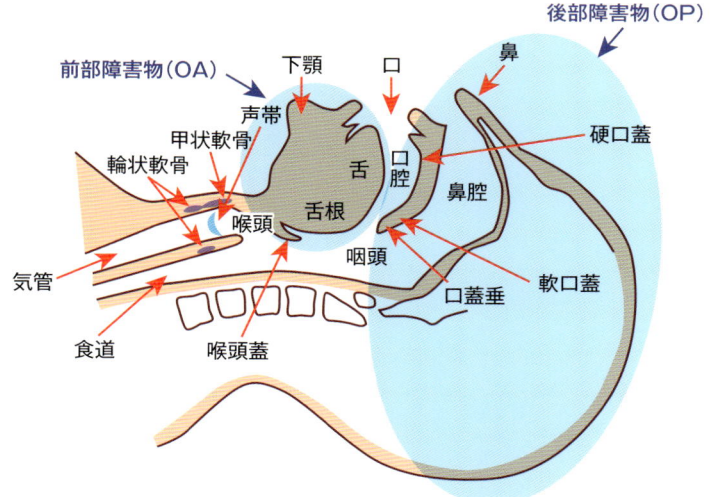

図Ⅰ-4　喉頭展開における前部障害物と後部障害物

①頭部の位置は自然な枕なしでの位置、つまりニュートラル・ポジション（中間位）よりも、枕を入れて鼻を突き出したいわゆるスニッフィング・ポジションのほうが、口腔軸と咽頭軸のなす角が大きくなる（図Ⅰ-5）。

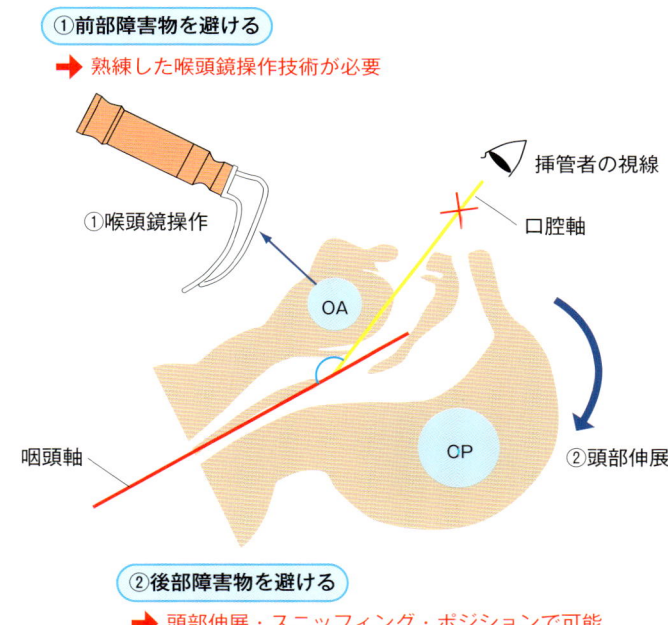

図Ⅰ-5 マッキントッシュ型喉頭鏡による喉頭展開

〔Isono S: Common practice and concepts in anesthesia.Time for reassessment. Is the sniffing position a "gold standard" for laryngoscopy?. Anesthesiology 2001; 95: 825-827. の図をもとに、竹中伊知郎：フェイスマスク換気および喉頭展開．麻酔科学レクチャー 2009；1(3)：673-678．にて改変されたものを引用〕

②口腔軸と咽頭軸のなす角を大きくすれば後部障害物を視線から避けることができるため、マッキントッシュ型喉頭鏡のように、直接声門を見る必要がある場合は、見やすくなる（図Ⅰ-6）。

③マッキントッシュ型喉頭鏡による喉頭展開では、前部障害物を持ち上げて、口から声門部を覗くことになる。そのため、前部障害物を視線からはずすには、熟練した喉頭鏡操作が必要である（図Ⅰ-7）。

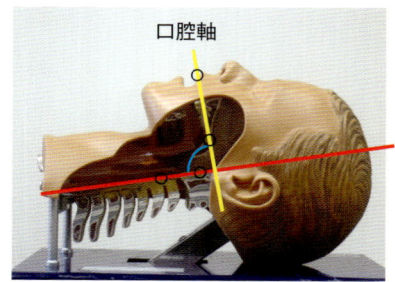

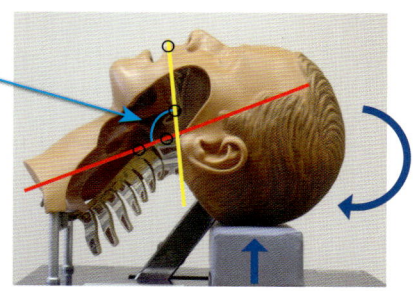

図Ⅰ-6　口腔軸・咽頭軸と頭位との関係

3 エアウェイスコープによる声門視認手技

① エアウェイスコープでは、直接声門を見る必要がないので、口腔軸・咽頭軸の角度は直線化しなくても操作可能である。
② エアウェイスコープは、従来の喉頭鏡と異なり、ブレードであるイントロックの先端近くにある CCD カメラで写し出された声門部を、モニター画面で見ている。つまり、喉頭展開して口の外から直接声門部を見るのではなく、声門の手前までカメラが入ることになる（図 I-7）。

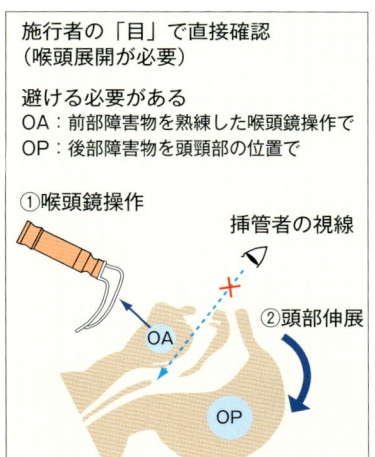
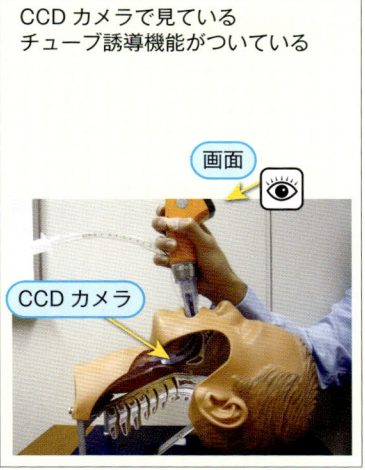

図 I-7　マッキントッシュ型喉頭鏡との違い

4 エアウェイスコープの構造と特徴

①ディスポーザブルのブレードであるイントロックを本体に接続して使用する。図Ⅰ-8のように、モニター画面は反転させ、逆サイドからも見ることができる。

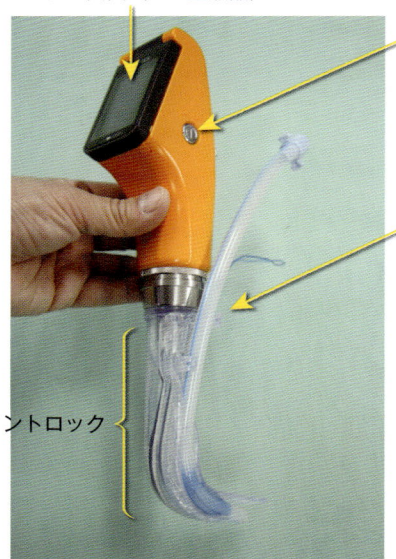
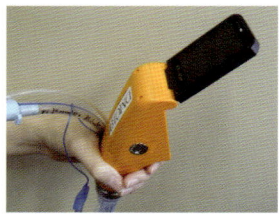

モニター画面（2.4型液晶）
電源
気管チューブ
イントロック

図Ⅰ-8 エアウェイスコープの構造

②本体部分は液晶のモニター画面とスコープ部からなる（図Ⅰ-9）。
③イントロックはポリカーボネート樹脂製で透明である（図Ⅰ-10）。イントロックにはスコープを通すトンネル（スコープ挿入孔）と吸引カテーテルを通すトンネル（吸引カテーテ

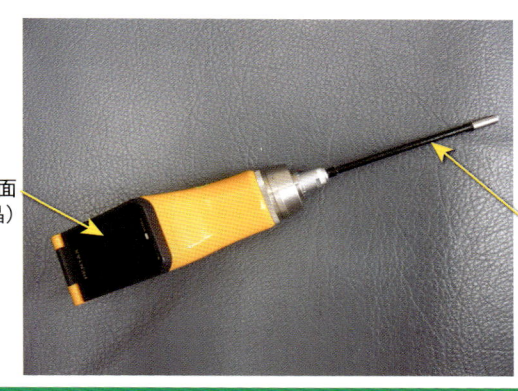

モニター画面
（2.4型液晶）

スコープ部

図Ⅰ-9 本体

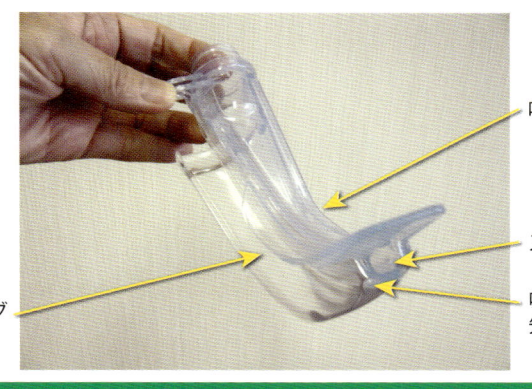

喉頭蓋展開板

スコープ先端

気管チューブ
ガイド溝

吸引カテーテル
先端

図Ⅰ-10 イントロック

ル挿入孔）がついている（図Ⅰ-11）。気管チューブはガイド溝に沿ってセットする。

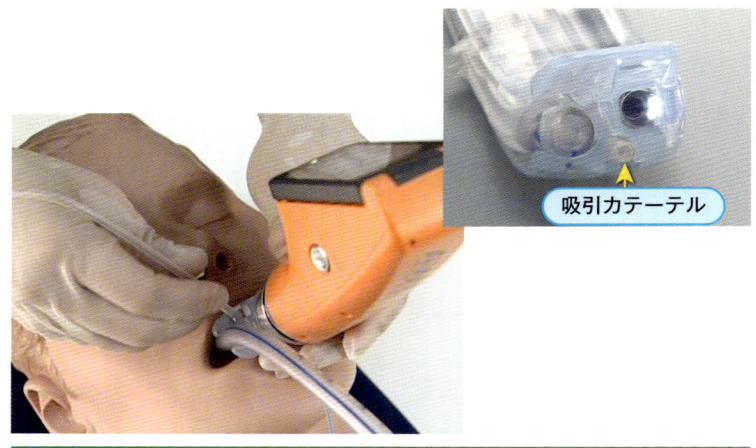

図Ⅰ-11 吸引カテーテルで吸引しながら挿管操作が可能である

【特徴1】エアウェイスコープのイントロックはカーブがL字型であり、咽頭・喉頭に無理なくフィットするようにできている（図Ⅰ-12）。

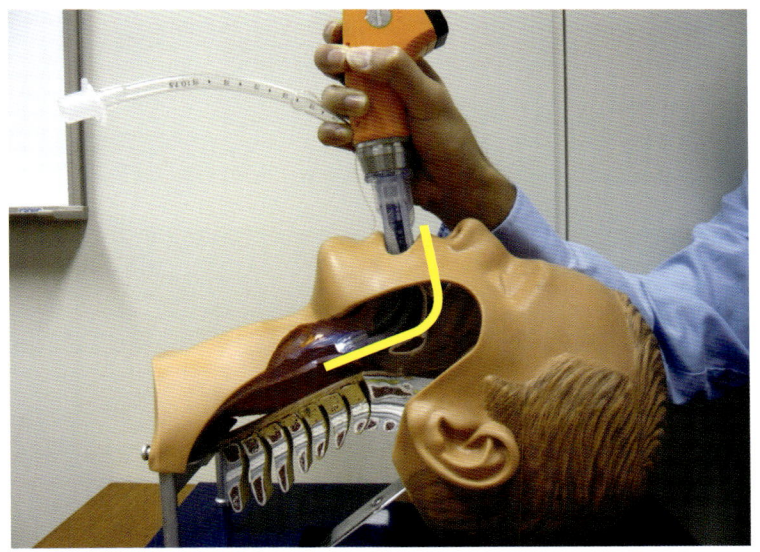

図Ⅰ-12 イントロックの形状と気道解剖との関係

【特徴2】イントロックのガイド溝に沿って気管チューブを進めると、前方（上方）方向にチューブ先端が誘導される（図Ⅰ-13）。これはエアウェイスコープによる気管挿管において、チューブを正しく気管内に誘導するうえで把握しておくべき重要な特徴である。

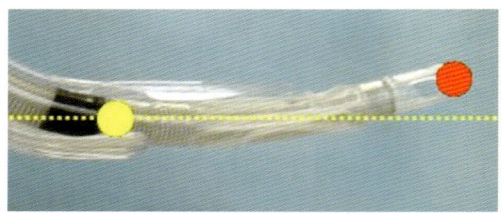

図Ⅰ-13 イントロックからの気管チューブ進行方向

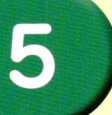

5 マッキントッシュ型喉頭鏡と比較した使用上の留意点

- マッキントッシュ型喉頭鏡ではブレードによる舌根部の圧排手技が重要であるが、エアウェイスコープによる気管挿管では舌根部を圧排することなく、イントロック先端を咽頭壁に沿わせるように挿入するのがポイントである。
- 喉頭蓋の処理は、ミラー型喉頭鏡と同じく、イントロック先端で直接喉頭蓋を持ち上げる必要がある。マッキントッシュ型喉頭鏡のように喉頭蓋谷にイントロック先端が入り込むと、声門部が視認されないだけでなく、気管チューブがうまく誘導されない。これは、イントロックのガイド溝が前方（上方）へチューブを誘導するようになっていること、CCDカメラスコープとイントロック先端との距離が短いことによる。

6 エアウェイスコープの長所と短所

● 1 長所

- 操作手技が非常に簡単である。これは気管挿管を日常的に行わないが、緊急に気管挿管を行う必要のある者にとって、非常に重要なことである。操作が容易であるがゆえ、エアウェイスコープは技術の習得が早く、たとえ挿管する機会が少なくてもスキル維持が可能である。
- 床の上や、その他挿管しにくい場所でも比較的容易に挿管できる。
- 挿管困難症を減らすことができる。
- 頸椎への負担が少ない。
- 胸骨圧迫中でも中断なしに容易に挿管できる。
- 介助が不要であり、一人で挿管操作を行える。
- 吸引カテーテルで吸引しながら挿管操作が可能である。
- 視野が広く、複数人での画面の確認が可能である。
- 映像伝送装置を接続し、離れた場所にいる医師が映像を確認できる（図I-14）。
- ビデオ記録装置を接続することで、映像記録が残せる。

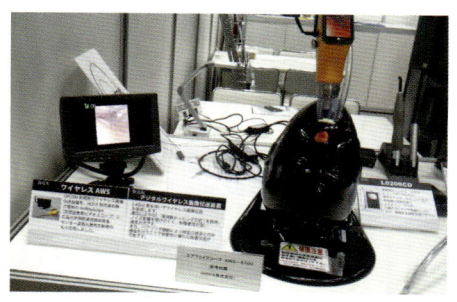
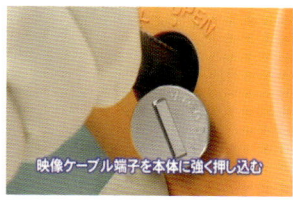

図 I-14 映像伝送装置を利用

●2 短所

- CCDカメラスコープ先端の曇りにより視野が不鮮明になることがある。とくに自発呼吸のある患者において発生しやすい。
- 口腔、咽頭内の血液や吐物により視野が確保できなくなる場合がある。
- 開口制限があるとイントロックを挿入できない。現在のイントロックの厚さは17mmであり、挿入時にはさらに数mmの開口ができることが前提である。
- 舌根や咽頭喉頭部の腫瘍や解剖学的異常では、L字型のイントロックを進めることができない場合がある。

II章

エアウェイスコープを用いた気管挿管法の基本手技

1. 患者体位、気管挿管の準備
2. 挿管基本操作
3. 気管挿管時のポイントとトラブル対策
4. 注意すべき合併症と予防

1 患者体位、気管挿管の準備

●1 患者体位

頸椎はニュートラルポジションとする。スニッフィングポジションをとる必要はない。

●2 バッテリーの確認

まず、エアウェイスコープ本体の電源を入れ、モニター画面にバッテリー警告表示が出ていないことを確認する。もし、この段階でバッテリー警告表示が出ていれば、ただちに新しい電池（単3電池2本）に入れ替える（図Ⅱ-1, 2）。

バッテリー確認後は、挿管操作開始までいったん電源を切っておく。なお、バッテリー警告が表示されてもすぐに電源が切れることはないので、万一、挿管操作中にバッテリー警告表示が出た場合には、そのまま中断することなく挿管操作を実施する。

また、電源ボタンはターゲットマークの表示／非表示ボタンも兼ねているため、電源を入れた状態で電源ボタンに触れるとターゲットマークが非表示となる。ターゲットマークがモニター画面に表示されていない場合は、再度電源ボタンを軽く押すとターゲットマークが表示されるようになる。なお、電源ボタンを長押しすると電源オフとなる。

1 患者体位、気管挿管の準備 21

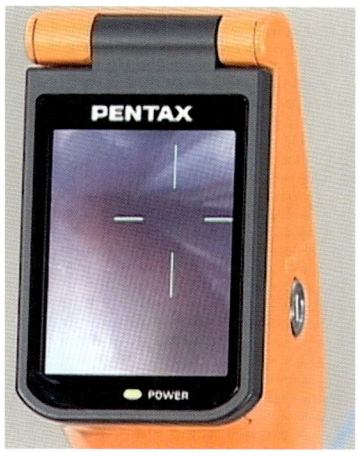
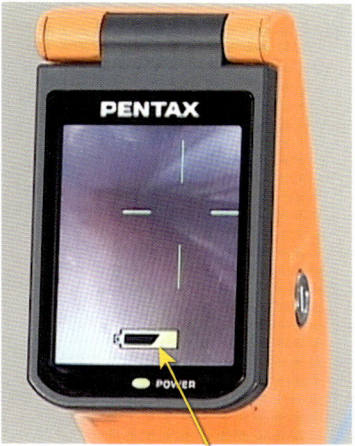

バッテリーマーク

図Ⅱ-1 バッテリー警告表示

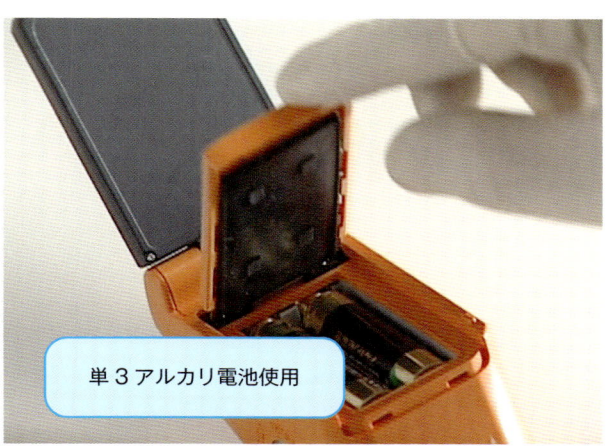

単3アルカリ電池使用

図Ⅱ-2 単3電池

●3 イントロックの装着

イントロックの先端部分は清潔に保つよう操作する。
①固定リングのロック解除を確認する。
②エアウェイスコープのスコープ部をイントロックのスコープ挿入口から挿入する。この際、イントロック装着の向きは、イントロックのコネクタ部分にある▽のマークと、エアウェイスコープのイントロック着脱リング部分にある△のマークが一致するようにする（図Ⅱ-3）。

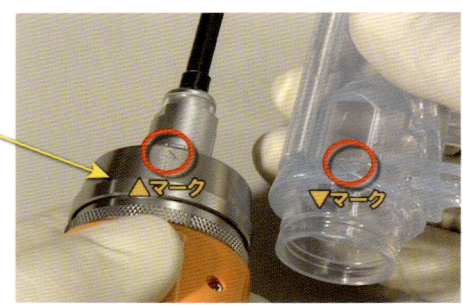

固定リング

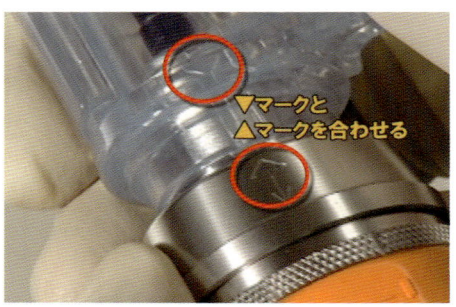

図Ⅱ-3 イントロックの装着

③イントロック着脱リングをエアウェイスコープ本体側に押し下げた状態で、イントロックコネクタ部分を奥まで差し込み、手を放す（図Ⅱ-4-a）。この際、モニター画面が下になるようにしてエアウェイスコープ本体を左手掌で保持する。エアウェイスコープのヘッドを自身の腹部に押しつけながら左母指と示指で着脱リングを押し下げ、右手でイントロックを押し込むとよい。「カチッ」と音がするところまで確実に押し込む必要がある（図Ⅱ-4-b）。

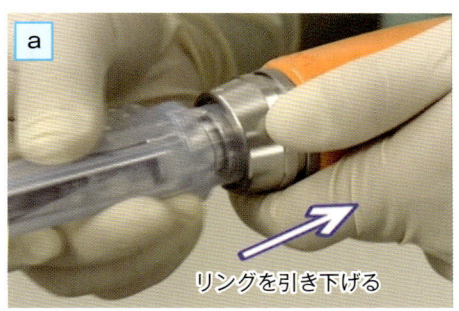

リングを引き下げる

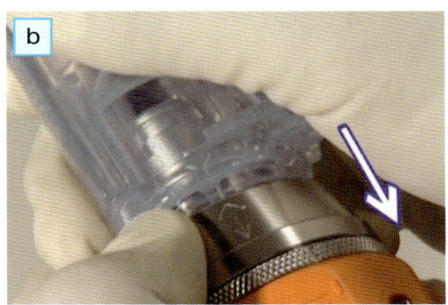

図Ⅱ-4　イントロックの装着

④イントロックが奥まで入っていることを確認した後、固定リングを左に回してロックする（図Ⅱ-5）。
⑤イントロックのスコープ窓の外側（患者に接する側）に曇り止めを塗布する。曇り止めを塗布するのは、エアウェイスコープ先端のカメラ部分ではなく、分泌物や呼気に曝されるイントロック外面であることに注意する。曇り止めを塗布しないとスコープ窓が曇ることがあり、モニター画面での確認ができなくなるおそれがある（図Ⅱ-6）。

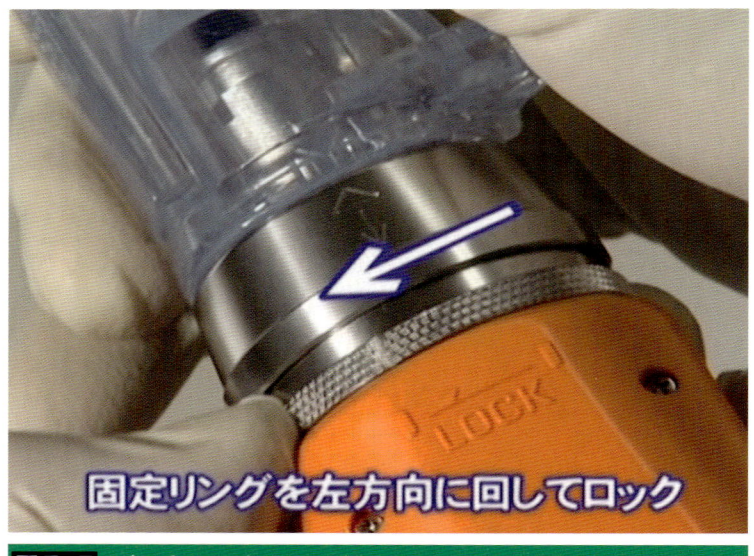

図Ⅱ-5 イントロックのロック

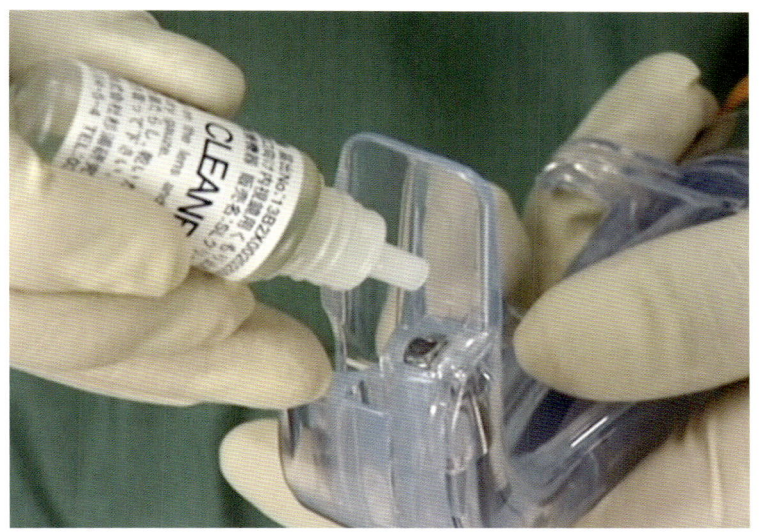

図Ⅱ-6 曇り止めの塗布

● 4 気管チューブの準備

①気管チューブは、内径7mm（女性）ないし8mm（男性）を使用する。
②カフチェック後、カフの空気を完全に抜いておく。
③気管チューブのカフの周囲に潤滑ゼリーを適度に塗布する。潤滑ゼリーを広範囲に塗りすぎると、チューブ挿入時に手元が滑る原因となるので注意が必要である．またイントロック自体には潤滑ゼリーを塗布する必要はない。イントロックに潤滑ゼリーを塗布した場合、スコープ窓に付着して視野不良の原因となる可能性がある。なお、エアウェイスコープではスタイレットを使用しない。

● 5 気管チューブをイントロックに装着する

①気管チューブをイントロックの気管チューブガイド溝に、滑らせるように差し込む。この際、気管チューブの湾曲と、イントロックの湾曲の向きを同じにする。チューブガイド溝にうまく装着できない場合には、気管チューブまたはイントロックの外装袋を利用して、袋の内側（清潔部分）をチューブに当てながらガイド溝に押し込むと清潔を維持して装着できる（図Ⅱ-7）。

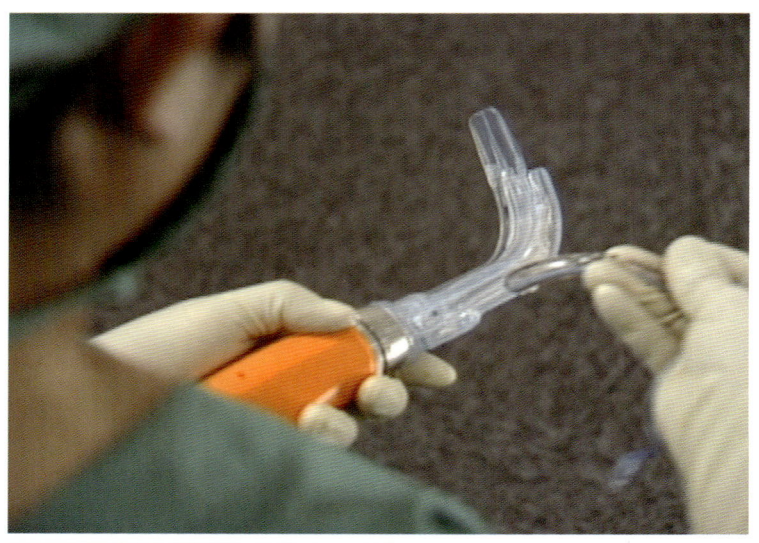

図Ⅱ-7 チューブの装着

②チューブガイド溝内で気管チューブを動かし、潤滑ゼリーをなじませながら、スムースにガイド溝を滑ることを確認する。チューブを動かす際の抵抗が強い場合には、いったんガイド溝からチューブを外し、カフの部分に潤滑ゼリーを追加塗布して再装着する。
③気管チューブの先端がモニター画面の右端にわずかに確認できる程度の位置までチューブを進め、固定する（図Ⅱ-8）。

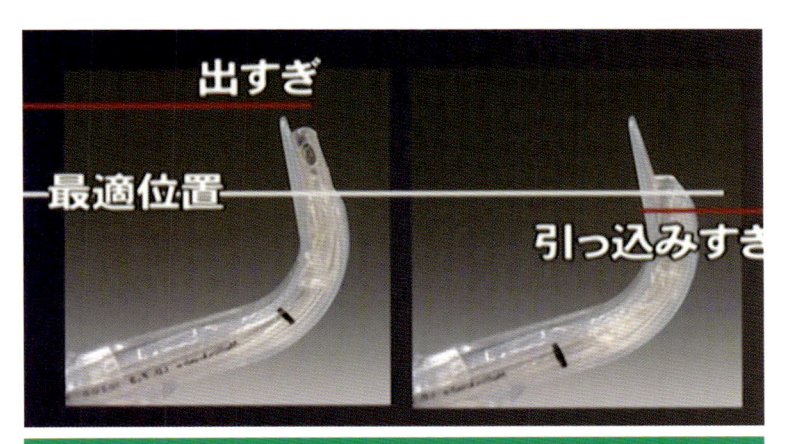

図Ⅱ-8 チューブの位置

●6　口腔内吸引

　本体とイントロックを接続し、気管チューブと吸引カテーテルをセットする（図Ⅱ-9）。吸引カテーテルをセットすることにより、吸引しながら声門部を見ることができる。

　なお、口腔内分泌物の存在が予測される場合には、事前に口腔内を十分に吸引しておく。

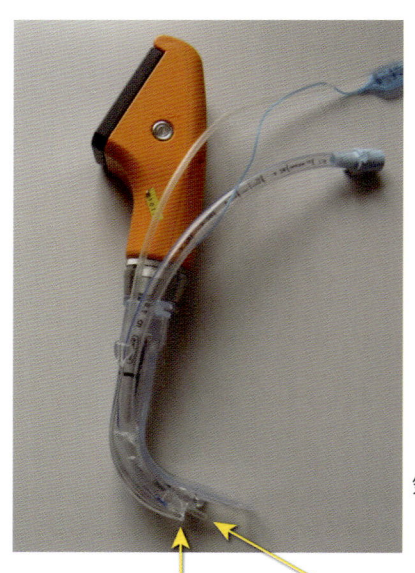

気管チューブ先端　吸引カテーテル先端

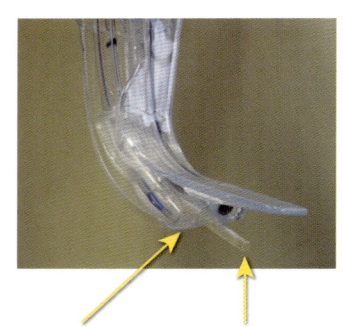

気管チューブ先端　吸引カテーテル先端

図Ⅱ-9 イントロックへの吸引カテーテルの装着

2　挿管基本操作

● 1　エアウェイスコープの保持

　エアウェイスコープはハンドル付け根部分を軽く保持する程度でよい。イントロックを握らないようにする（図Ⅱ-10）。

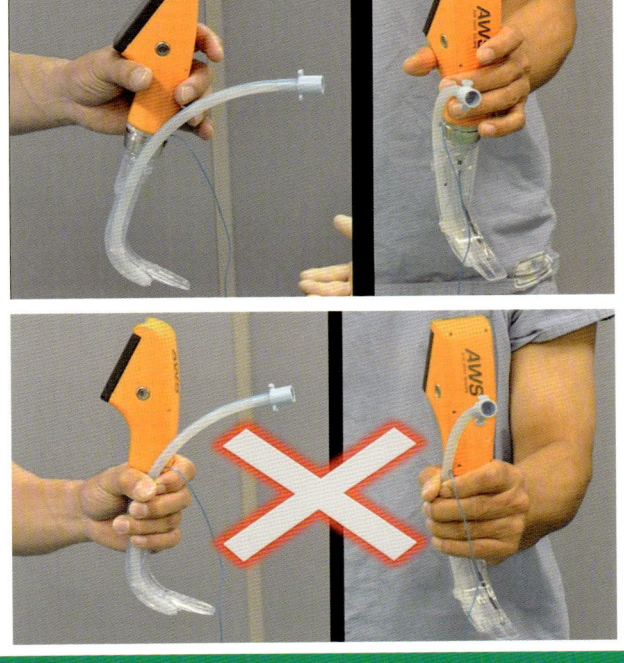

図Ⅱ-10　エアウェイスコープの保持

● 2 開口操作

右母指と右示指によるクロスフィンガー法で、できる限り大きく開口する。この際、指の位置が正中に近いとイントロック挿入の妨げになるため、できる限り右口角に近い位置に指をかける。

● 3 挿入操作

エアウェイスコープのハンドルを軽く握り、口腔正中から、イントロックの後面を硬・軟口蓋〜咽頭後壁へ軽く押しつけるようにして、イントロックの湾曲に沿って弧を描くようにスムースに挿入する（図Ⅱ-11）。この際、イントロックの中心軸が患者の正中を外さないように注意しながら、エアウェイスコープ本体を手前に倒すようなイメージで行うとよい（図Ⅱ-12）。イントロックで舌を圧排したり、イントロック後面が上顎歯を圧迫しないようにする（図Ⅱ-13）。

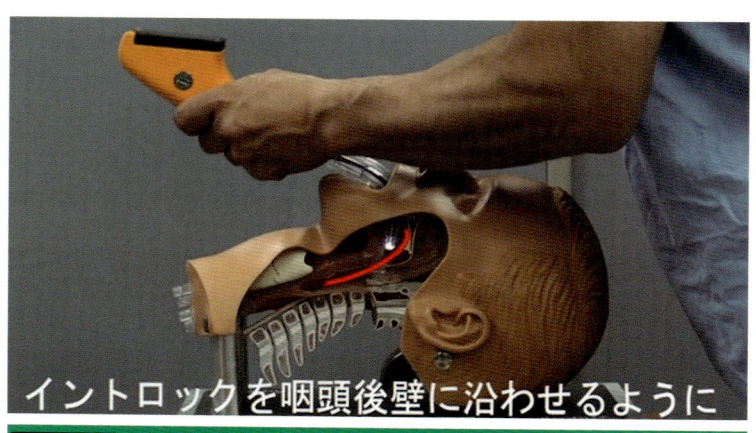

図Ⅱ-11 イントロック挿入操作

2 挿管基本操作　31

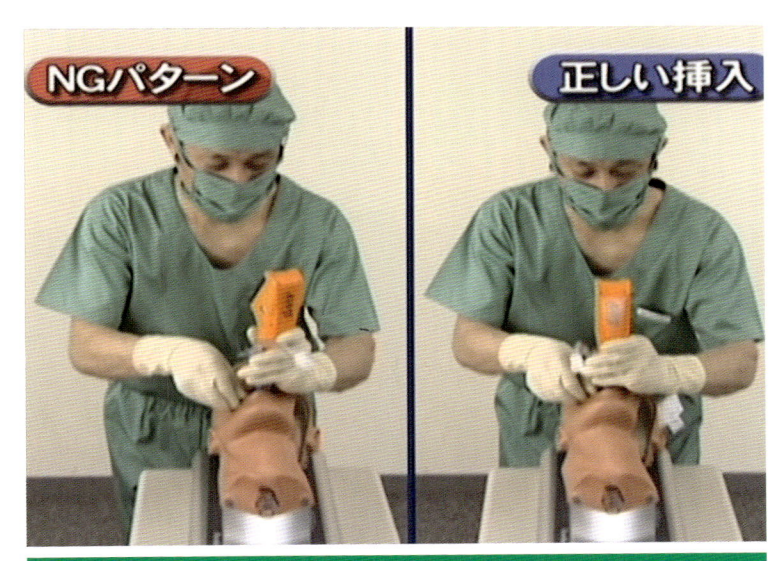

図Ⅱ-12 正中方向に挿入する

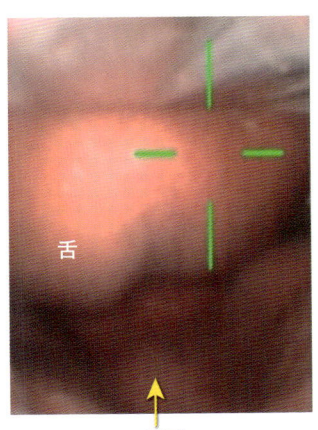

舌

口蓋垂

図Ⅱ-13 舌を圧排している

なお、イントロック先端が喉頭付近に挿入されるまでは、モニター画面ではなく直視下に口腔内を観察すべきである。モニター画面による観察は、エアウェイスコープ本体が手前に倒れてモニター画面を十分に観察できるようになってからでよい。また、クロスフィンガー法による開口操作は、モニター画面による観察を行うまで、すなわちエアウェイスコープ本体を手前に倒す回転操作の最中は維持しておくほうがよいが、指がイントロックの挿入の妨げとなる場合には適宜、開口操作の終了を考慮する。

●4　披裂部確認（図Ⅱ-14）

モニター画面で喉頭蓋が確認された場合（イントロックが浅い場合）（図Ⅱ-14a）は、イントロック先端を喉頭蓋の下（背側）に滑り込ませるようにして、イントロックをさらに深く進め、喉頭蓋を持ち上げる。この際、イントロックをそのまま進めるのではなく、いったんエアウェイスコープ本体を前に倒しながらイントロックをわずかに浅くし、その後、改めて喉頭蓋をすくい上げるイメージでイントロックを深く挿入し直すとよい。

イントロックを十分に挿入したにもかかわらず喉頭構造（披裂部、喉頭蓋）が視認されない、あるいは食道入口部が確認された場合（イントロックが深すぎる場合、図Ⅱ-14b）は、披裂部が見える位置までイントロックを少し引きもどし、喉頭蓋を持ち上げた状態でとどめる。

この状態で、声門部は喉頭蓋を持ち上げているイントロック先端とその背側（モニター画面下側）に見える披裂部との間に視認されるはずである（図Ⅱ-14c）。

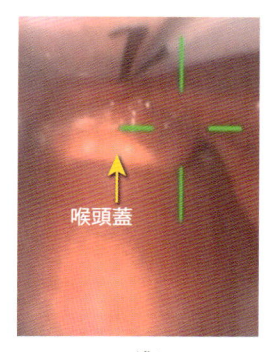

a：浅い
喉頭蓋が見えている

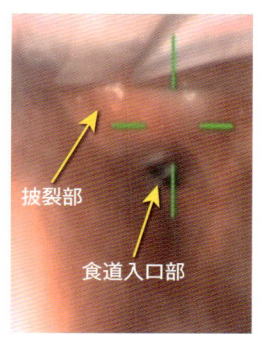

b：深い
食道入口部が見えている

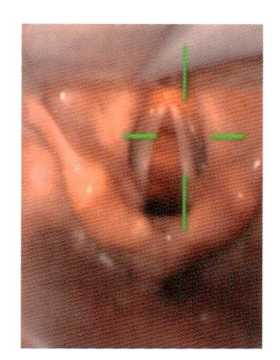

c：正しい

図Ⅱ-14 披裂部確認

● 5　声門部視認

　声門部が確認されたら、液晶画面のターゲットマークが声門部に位置するようにイントロックの左右方向の角度と深さを調整する。

● 6　気管チューブ挿入

　声門部に位置したターゲットマークを目標に気管チューブを進める。

　気管チューブ先端が右披裂部に当たる場合はイントロックの先端位置が声門部に近すぎる、またはチューブ進行方向が気管軸より右側へずれている（図Ⅱ-15）。この場合はイントロックを少し引き戻すか、気管チューブの進行方向が気管軸に一致するようにイントロック先端を少し左側へ振り、再度挿入を試みる。

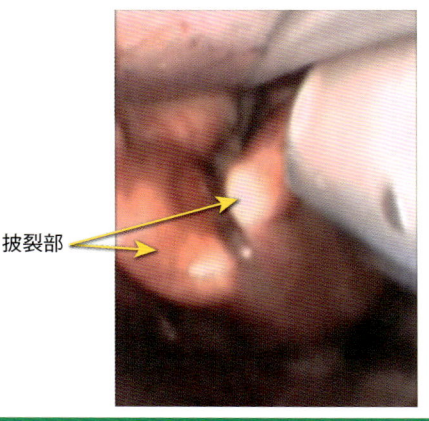

披裂部

図Ⅱ-15 披裂部に当たる

● 7　挿管チューブ位置確認

　気管チューブのカフが声門部を通過し、カフの上端から2〜3cm進んだところで止める（図Ⅱ-16）。気管チューブの種類によっては、黒線で目印をつけているものがあるので、この場合は黒線を声門に合わせるようにする。

　この状態でカフエアを注入し、胸郭の挙上、呼吸音を確認する。視診や聴診を行う間も、絶えずモニター画面で気管チューブの声門通過所見が確認できるように、エアウェイスコープを左手で保持しておく。

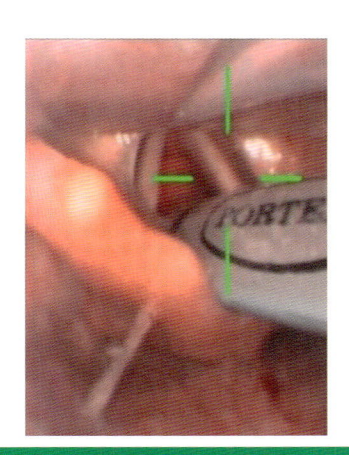

図Ⅱ-16　チューブ位置

●8　イントロックの抜去

　気管チューブの位置を確認した後、イントロックを抜去する際には、チューブガイドから右方へ気管チューブを外し、気管チューブを右口角でしっかりと用手固定したままエアウェイスコープ本体を患者の足方向へ倒すようにして抜去する。イントロック挿入時にエアウェイスコープ本体を手前に倒す操作とちょうど反対の動きとなる。

3 気管挿管時のポイントとトラブル対策

● 1 イントロックの口腔内挿入困難

　できる限り大きく開口し、イントロックを口腔内正中方向に挿入する。このとき、開口操作の指が正中に近い位置にあると、イントロックを挿入するスペースが小さくなり、結果として口腔内左側にイントロックが進んでしまう。したがって、クロスフィンガー法による開口操作は、できる限り右口角に近い位置で行う必要がある。

　口腔内への挿入後は、イントロック背側を口蓋へ押しつけるようにし、エアウェイスコープを手前に回転させるようにすると挿入しやすい。マッキントッシュ型喉頭鏡のように舌根を圧迫するような力を加えると、逆にイントロックを進めにくくなるので注意する。

　また、イントロック部分を握ると力が入り過ぎて舌根を圧迫するようになるため、エアウェイスコープのハンドルの付け根を握るようにする。

エアウェイスコープのハンドルが患者の前胸部に当たってイントロックを口腔内へ挿入できないことがある。また、胸骨圧迫を行っている場合にも、圧迫実施者の上肢がエアウェイスコープに当たることがある。これらの場合はエアウェイスコープ全体を時計回りに（患者の右肩の方向へ）回転させた状態でイントロック先端を口腔内に挿入し、エアウェイスコープを手前に倒しながら正中へ戻すようにする（図Ⅱ-17）。

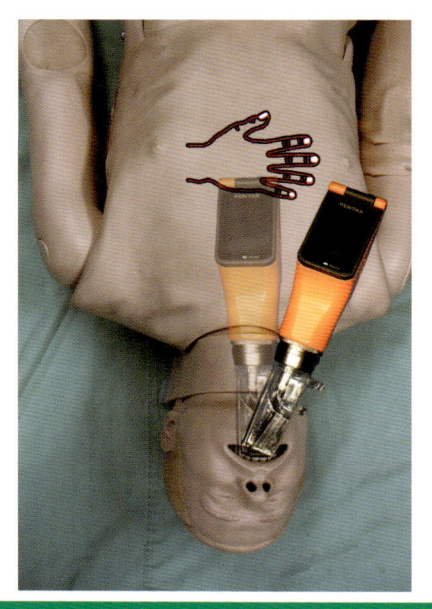

図Ⅱ-17 胸骨圧迫時は右肩に振って挿入する場合がある

● 2　口腔内分泌物、吐物、出血への対応

　緊急挿管症例では、口腔内に分泌物、吐物、出血があることが多いため、エアウェイスコープを挿入する前に口腔内を十分に吸引しておく必要がある（図Ⅱ-18）。

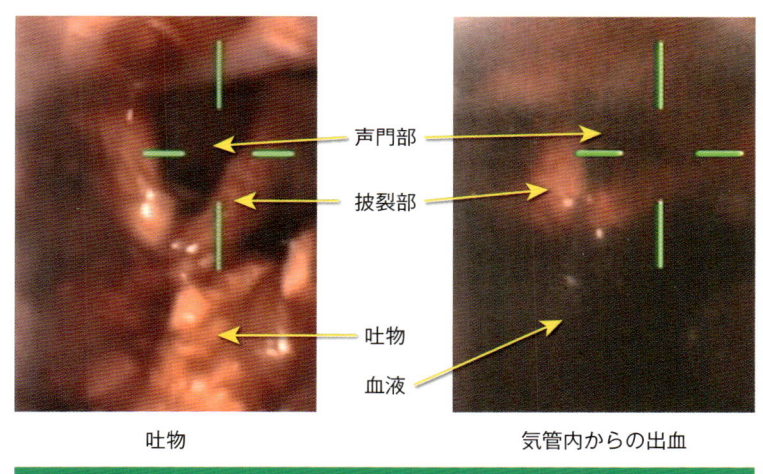

吐物　　　　　　　　　　　　　気管内からの出血

図Ⅱ-18　口腔内吐物や出血

なお、イントロックの吸引カテーテル挿入孔の径は小さいため、12Frの吸引カテーテルまでしか使用できない。12Frの吸引カテーテルを常備しておき、潤滑ゼリーを塗布した吸引カテーテルを挿入（p.12）し、口腔内を吸引しながら挿管操作を実施するのが望ましい。

12Frの吸引カテーテルを常備できない場合は、気管チューブの中に通常（14Fr以上）の吸引カテーテルを挿入し、その先端が気管チューブ先端より少し出る程度にしておいて、持続吸引しながら挿管操作を行ってもよい（図Ⅱ-19）。

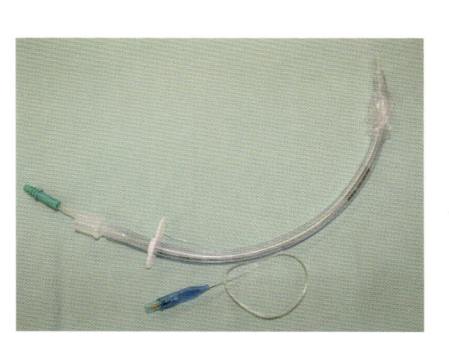

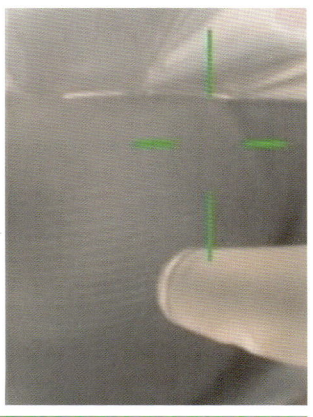

図Ⅱ-19 挿管チューブに吸引カテーテルを挿入しながら挿管操作を行う

●3 イントロック先端の位置異常

1.イントロックが浅い場合

　喉頭蓋が確認される場合はイントロックが浅い位置にある（図Ⅱ-20）。この場合、イントロックを少し手前に戻して、再度イントロック先端を喉頭蓋の下（背側）に滑り込ませるようにして、イントロックを進める。イントロック先端で喉頭蓋をすくい上げるようにすると声門部を視認することができる。

　首の長い成人ではイントロックの長さそのものが短い可能性がある。この場合には、患者の頭頸部を軽度前屈することで喉頭蓋までの距離が短くなり、喉頭蓋を持ち上げることができる場合がある。

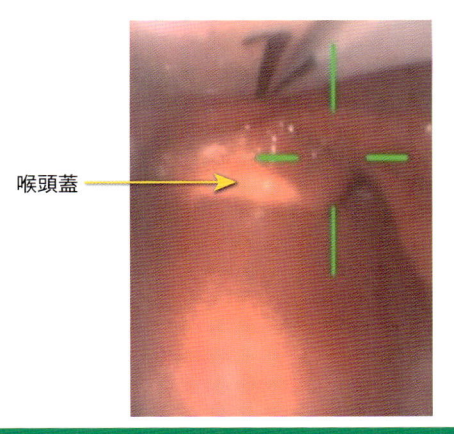

喉頭蓋

図Ⅱ-20 イントロック先端位置が浅い場合

2. イントロック先端が喉頭蓋谷に進入した場合

　マッキントッシュ型喉頭鏡のように、イントロック先端が喉頭蓋谷に進入してしまう場合がある（図Ⅱ-21）。この状態では、声門部は確認できるが気管チューブを正しく声門部へ挿入できない。一度イントロックを引き戻し、喉頭蓋をすくい上げるよう持ち上げる。

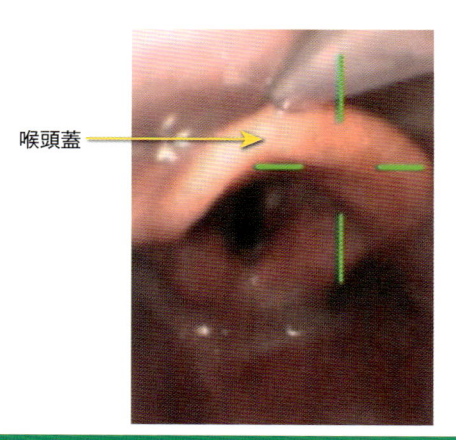

喉頭蓋

図Ⅱ-21 イントロック先端が喉頭蓋谷に進入した場合

3. イントロックが深すぎる場合

　イントロックを十分に進めたにもかかわらず披裂部や喉頭蓋が視認されない場合はイントロックが深すぎる（図Ⅱ-22）。この時は、イントロックを少しずつ引き戻すと披裂部がイントロック先端より滑り落ちるように確認される。この状態で保持し、喉頭蓋を挙上した状態でとどめる。引き戻しすぎると、喉頭蓋がすべり落ちるので注意する。

披裂部

食道入口部

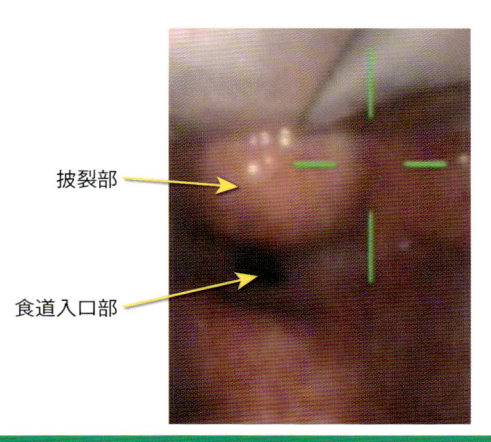

図Ⅱ-22　イントロック先端が深すぎる場合（食道入口部が確認される）

4. イントロック先端が喉頭蓋の右側あるいは左側に位置する場合

　イントロックの正中軸が患者の正中より右方あるいは左方へずれて挿入されると、イントロック先端で喉頭蓋を正しく持ち上げることができなくなる場合がある。とくに開口操作時に、挿管実施者の指の位置が正中に近いとイントロック挿入の妨げになり、結果としてイントロックが喉頭蓋の左側へ挿入される傾向がある。予防としては、開口時はできる限り右口角に近い位置に指をかけるようにし、イントロックの挿入に際しては、患者の正中線を外さないように心がける。

5. ターゲットマークが披裂部より右側あるいは左側に確認される場合

　ターゲットマークが披裂部より右側にある場合（図Ⅱ-23）、イントロック先端を左側方向へ振ってみる。それでもターゲットサインの位置が修正できない場合は、イントロックが声門に近すぎる可能性があり、イントロックを少し引き戻してみる。

　ターゲットマークが披裂部より左側にある場合（図Ⅱ-24）は、イントロック先端を右方向へ振ってみる。

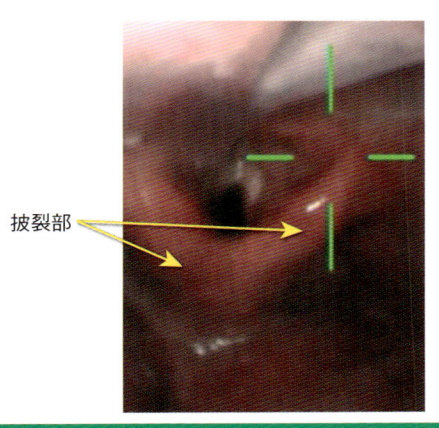

図Ⅱ-23 ターゲットマークが披裂部より右側に確認される場合

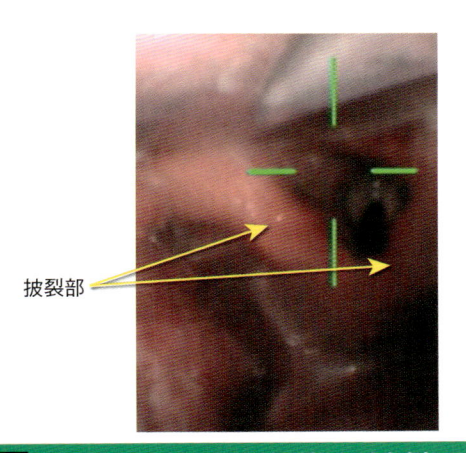

図Ⅱ-24 ターゲットマークが披裂部より左側に確認される場合

6. 気管チューブの声門部への誘導

　ターゲットマークが正しい位置にあるにもかかわらず気管チューブが披裂部右側に当たる場合は、エアウェイスコープが右方向へ傾いているか、イントロック先端が声門に近すぎる位置にある（図Ⅱ-25）。エアウェイスコープを左方向へ回転させてもチューブ先端が披裂部に当たる場合は、イントロックを少し引き戻してみる。

　また、気管チューブをイントロックに装着する際に、チューブの自然湾曲がイントロックの湾曲に沿って装着されていない可能性もある。この場合は、気管チューブを正しくセットし直す。

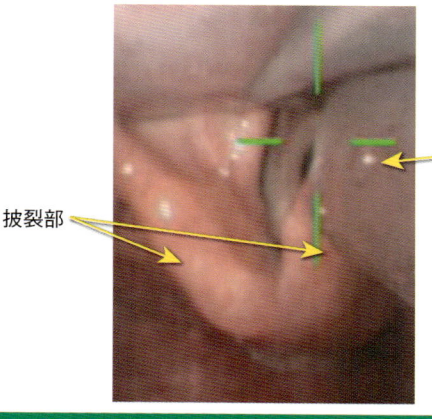

図Ⅱ-25　気管チューブが披裂部に当たる

7. 声門にチューブが引っ掛かる場合

　気管チューブが披裂部を越えたにもかかわらず、その先でチューブが進まない場合は、気管軸とチューブの進行方向がずれている可能性がある。エアウェイスコープを左右、前後方向に回転させるか、気管チューブを少し回転させながら挿入を試みる。

　また、甲状軟骨圧迫法を合わせて行うことが有効な場合もある。

8. イントロック抜去時の気管チューブ抜け

　イントロックの抜去時に気管チューブも一緒に気管から抜けてしまうことがある。したがって、気管チューブをイントロックより離脱する時は、まずは右手でチューブが抜けないようにしっかりと把持し、その後にイントロックを抜去する。また、エアウェイスコープ抜去後には気管チューブの挿入長を確認しておく。

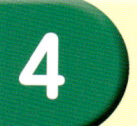

4 注意すべき合併症と予防

● 1 食道挿管（図Ⅱ-26）の予防と対応

　食道挿管やチューブの事故抜去を疑う時には、エアウェイスコープにてチューブの位置の再確認をすることができる。

　通常の操作でエアウェイスコープを挿入すると、挿管チューブの下に位置するようになる。そこからイントロックを調整し、喉頭蓋と披裂部を視認することで、再び挿管チューブの位置確認をすることができる。

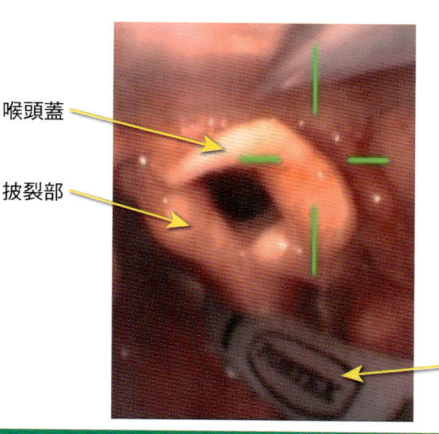

図Ⅱ-26 食道挿管

● 2　歯牙損傷

エアウェイスコープの操作においていわゆる「こねる」という動作が必要である。この際、歯牙を損傷しないように注意する（図Ⅱ-27）。

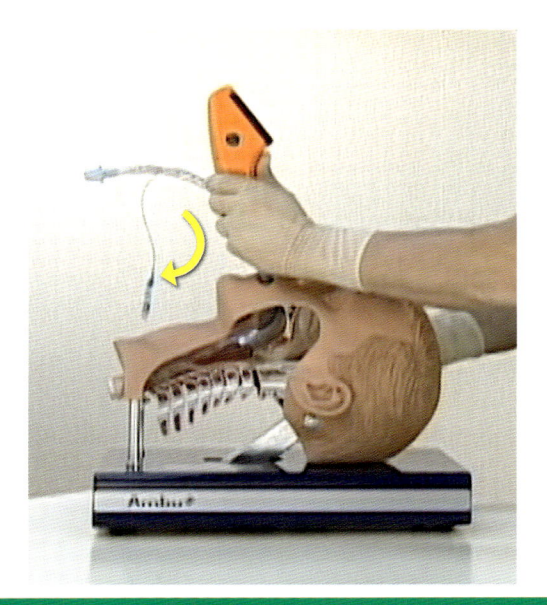

図Ⅱ-27　こねる動作

● 3　口腔内裂傷

左手でエアウェイスコープを持って挿入するため、やや右に傾けて挿入されることがある。その際に口腔内等に裂傷を生じることがある。このため、イントロックを挿入する時には愛護的操作が必要である。

参 考 文 献

1) Koyama J, Aoyama T, Kusano Y, Seguchi T, Kawagishi K, Iwashita T, Okamoto K, Okudera H, Takasuna H, Hongo K: Description and first clinical application of AirWay Scope for tracheal intubation. J Neurosurg Anesthesiol 2006; 18: 247-50.
2) Enomoto Y, Asai T, Arai T, Kamishima K, Okuda Y: Pentax-AWS, a new videolaryngoscope, is more effective than the Macintosh laryngoscope for tracheal intubation in patients with restricted neck movements: a randomized comparative study. Br J Anaesth 2008; 100: 544-8.
3) Isono S: Common practice and concepts in anesthesia.Time for reassessment: Is the sniffing position a gold standard for laryngoscopy? Anesthesiology 2001; 95: 825-7.
4) Asai T, Liu EH, Matsumoto S, Hirabayashi Y, Seo N, Suzuki A, Toi T, Yasumoto K, Okuda Y: Use of the Pentax-AWS in 293 patients with difficult airways. Anesthesiology 2009; 110: 898-904.
5) Liu L, Tanigawa K, Kusunoki S, Tamura T, Ota K, Yamaga S, Kida Y, Otani T, Sadamori T, Takeda T, Iwasaki Y, Hirohashi N: Tracheal intubation of a difficult airway using Airway Scope, Airtraq, and Macintosh laryngoscope: a comparative manikin study of inexperienced personnel. Anesth Analg 2010; 110: 1049-55.
6) Sadamori T, Kusunoki S, Ishida M, Otani T, Tanigawa K: Video laryngoscopy for emergency tracheal intubation during chest compression. Resuscitation 2008; 77: 155-6.
7) 平林由広：エアウェイスコープ；映像で学ぶ基本操作．克誠堂出版，東京，2008．
8) 青山和義著：必ずうまくいく気管挿管．羊土社，東京，2004．
9) 浅井隆編：特集 ここがポイント気道確保Q&A．麻酔科学レクチャー 2009；1(3)．
10) 青山和義，竹中伊知郎：初歩からのエアウェイスコープ 初心者のよくあるトラブル；困難と合併症．LiSA 2008；15(7)：692-99．
11) 荻野祐一，内山和彦，蓮見充啓，二宮洋，富岡昭裕，斉藤繁：エアウェイスコープの意外な死角：口蓋裂傷後，気道浮腫を来した症例．麻酔 2008；57：1245-8．

| JCOPY | 〈(社)出版者著作権管理機構 委託出版物〉 |

本書の無断複写は著作権法上での例外を除き禁じられています。
複写される場合は，そのつど事前に，下記の許諾を得てください。
(社)出版者著作権管理機構
TEL. 03-5244-5088　FAX. 03-5244-5089　e-mail：info@jcopy.or.jp

ビデオ喉頭鏡（エアウエイスコープ®）
気管挿管のポイントとトラブル対策

定価（本体価格 2,700 円＋税）

2011 年 8 月 16 日	第 1 版第 1 刷発行
2015 年 2 月 1 日	第 1 版第 2 刷発行
2016 年 7 月 5 日	第 1 版第 3 刷発行
2017 年 11 月 21 日	第 1 版第 4 刷発行
2019 年 2 月 12 日	第 1 版第 5 刷発行
2021 年 10 月 29 日	第 1 版第 6 刷発行

編　著────　谷川　攻一

発行者────　佐藤　枢

発行所────　株式会社へるす出版
　　　　　　　〒164-0001　東京都中野区中野2-2-3
　　　　　　　TEL　03-3384-8035（販売）
　　　　　　　振替・00180－7－175971

印刷所────　三報社印刷株式会社

©2011 Printed in Japan　　　　　　　　　　　　　　〈検印省略〉
乱丁，落丁の際はお取り替えいたします。
ISBN978-4-89269-729-6

動画配信サービスのご利用方法

1.操作手順

【手順①】動画配信サービスへのアクセス

インターネットに接続されているコンピュータ等(※)を用いて、下記のアドレスを入力して、動画配信サービスウェブサイトにアクセスしてください。

http://www.hrs-pub.jp/aws/

アクセスしていただくと、下記のような画面が表示されます。

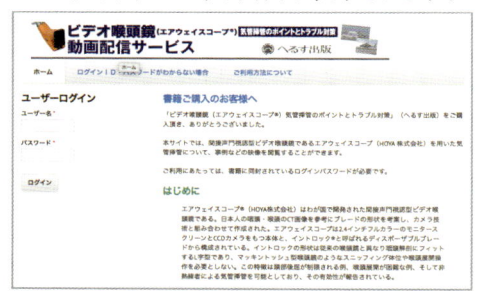

※動画配信サービスをご利用いただけるコンピュータ、各種情報機器等の動作条件についてはp.55をご覧ください。

【手順②】ログインID・パスワードの入力

動画配信サービスウェブサイトのご利用には、ログインIDとパスワードを入力してのログインが必要となります。
本書の巻末ページ、シールの貼られている部分を剥がしていただくと、ログインIDとパスワードが記載されていますので、このログインIDとパスワードをご入力ください。

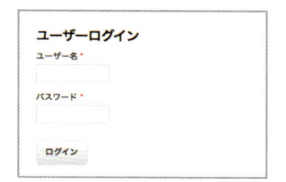

ログインID・パスワードを入力し、「ログイン」ボタンをクリックします。

※ユーザー情報登録のお願い

初回ログイン時に、ユーザー情報の登録をお願いしています。なお、この情報はIDまたはパスワードの紛失時に事務局で個人の特定を行う場合にのみ使用し、その他の目的で使用することはありません。

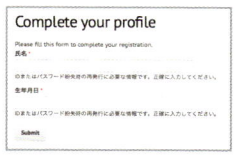

お名前・生年月日を入力し、「Submit」ボタンをクリックします。

【手順③】見たい動画を選択する

ログインを行うと、見ることのできる事例動画のリストが表示されます。動画のタイトルをクリックすると、動画表示画面に移ります。

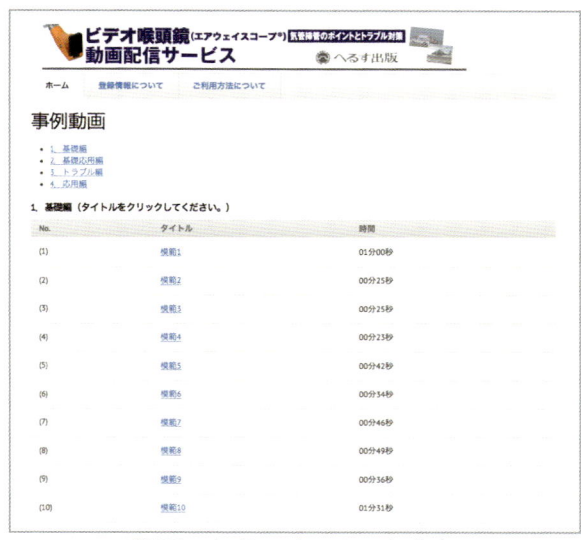

動画のタイトルをクリックします。

【手順④】動画表示画面の操作

ホーム

「ホーム」ボタン:メニューに戻ります。

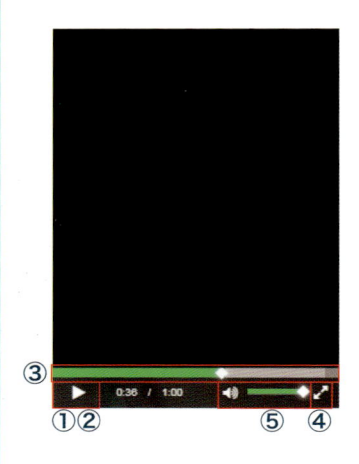

① **再生:**
画面をクリックまたは左下の▶をクリックすると動画再生を開始します。

② **一時停止:**
再生中に画面をクリックまたは左下の❙❙をクリックすると再生を停止します。
再開するには画面をクリックまたは左下の▶をクリックします。

③ **時間経過バー:**
画面下のバーをクリックするとその時間から再生します。

④ **フルスクリーンモード:**
クリックするとフルスクリーンになります。
キーボードの「ESC」ボタンで元の大きさに戻ります。

⑤ **音量調整:**
音声入りの動画の場合、クリックで音量を調整します。

2.動作環境・注意事項

●Windows
CPU：1GHz以上のプロセッサ
OS：Windows 7 ／ Windows 8.1 ／ Windows 10
ブラウザ：InternetExplorer 11以上、FireFox 52以上
メモリ：1GB以上 推奨
ディスプレイ：1024×768ピクセル以上、65000色以上表示可能（1670万色推奨）

●Macintosh
CPU：1GHz以上のプロセッサ
OS：MacOS X 10.5以降
ブラウザ：FireFox 52以上
メモリ：1GB以上 推奨
ディスプレイ：1024×768ピクセル以上、32000色以上表示可能（1670万色推奨）
※Safariは、iPhone/iPad のみ。但し、スマートフォンでの動作保証はしておりません。

●Microsoft Windowsは、米国Microsoft Corporationの米国およびその他の国における登録商標です。

●Macintosh、MacOSは、米国および各国での米国アップルコンピュータ社の登録商標です。

●その他記載されている会社名、商品名は各社の商標もしくは登録商標です。

編集・企画

谷川　攻一　　貞森　拓磨

開発・制作

NECマネジメントパートナー株式会社
〒211-8601 神奈川県川崎市中原区下沼部1753 NEC玉川事業場
TEL:044-435-5200　　FAX:044-435-5257
■ URL: http://www.necmp.co.jp/
株式会社 へるす出版　〒164-0001 東京都中野区中野2丁目2番3号
TEL: 03-3384-8035　FAX: 03-3380-8645［販売部］
■ URL: http://www.herusu-shuppan.co.jp/
■ E-Mail: info@herusu-shuppan.co.jp

動画配信サービス
ログインID・パスワード

　本書の動画配信サービスをご利用いただく際には、インターネットでウェブサイト（http://www.hrs-pub.jp/aws）にアクセスしていただき、画面上でログインID・パスワードを入力していただく必要があります。

　下の枠内のシールをはがしていただき、ログインID・パスワードをご確認ください。

　なお、動画配信サービスのご利用方法の詳細につきましては、52〜55ページをご覧下さい。

←ここからはがして下さい

文字は数字、アルファベットの大文字です。
アルファベットの「I」（アイ）、「O」（オー）は使用していません。
「1」は数字の1、「0」は数字のゼロとなります。